Haut & Seele

Haut

EIN GEHEIMNISVOLLES WECHSELSPIEL

& Seele

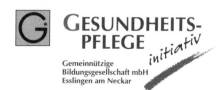

BIBLIOGRAFISCHE INFORMATION DER DEUTSCHEN BIBLIOTHEK
Die Deutsche Bibliothek verzeichnet diese Publikation in der
Deutschen Nationalbibliografie; detaillierte bibliografische
Daten sind im Internet über < http://dnb.ddb.de > abrufbar.

Gedruckt auf umweltfreundlichem,
chlorfrei gebleichtem Papier

Alle Rechte vorbehalten. Printed in Germany.

2. vollständig überarbeitete und erweiterte Auflage
© 2009 GESUNDHEITSPFLEGE initiativ
gemeinnützige Bildungsgesellschaft mbH
Paracelsusstraße 33, D-73730 Esslingen
http://www.gesundheitspflege.de
http://www.maennerleben.com

Umschlaggestaltung, Grafiken, Satz:
PRmed-Consulting, Esslingen
Umschlagbild: WALA Heilmittel GmbH
Lektorat: Anette Walz

Druck: Druckerei Steinmeier, Deiningen

ISBN 978-3-932161-66-7

INHALT

1.	**Die Haut des Menschen**	7
1.1	Haut und viergliedriger Mensch	9
1.2	Haut und dreigliedriger Mensch	13
1.3	Warum ist der Mensch nackt?	21
2.	**Die Seele des Menschen**	23
3.	**Haut und Seele im Gesunden**	31
3.1	Trockene Haut	32
3.2	Fette Haut	33
3.3	Talgsekretion	34
3.4	Gänsehaut, Juckreiz	35
3.5	Blond und schwarz	36
3.6	Tastsinn	38
3.7	Haut und Bekleidung	41
3.8	Haut und Wasser	42
3.9	Hautschutz	43
3.10	Haut und Sonne	43
4.	**Hautkrankheiten und Persönlichkeit**	45
4.1	Neurodermitis	47
4.2	Schuppenflechte	50
4.3	Akne	53
4.4	Nesselsucht	55
4.5	Melanom	56

INHALT

4.6	Handekzem	58
4.7	Lippenherpes	59
4.8	Kreisrunder Haarausfall	60
4.9	Knötchenflechte	61
4.10	Kinderkrankheiten	62
	Schlussbemerkung	63
5.	Anhang: **Fragen des Arztes an den Patienten**	65
	Literaturhinweise	69

DIE HAUT DES MENSCHEN

Wenn über Haut und Seele gesprochen werden soll, so möchte ich zunächst versuchen - in aller Kürze natürlich nur - eine Antwort zu geben auf die Fragen: Was ist eigentlich die Haut des Menschen? Was ist des Menschen Seele?*

1.   Die Haut des Menschen

Es ist ja so, dass in der heute üblichen Dermatologie die Zergliederung und die Kausalanalyse - wie in der gesamten naturwissenschaftlichen Medizin auch - die hauptsächlichen Forschungsmethoden sind. Das führt zu großen Errungenschaften, die aber auch Schattenseiten haben. Zu den Errungenschaften möchte ich zählen, dass die Hautkrankheiten ganz fein unterschieden werden können, insbesondere nach ihrem Bild, das sie dem Arzt bieten. Auch sind die äußeren Ursachen vieler Hautkrankheiten erforscht und hochwirksame Medikamente für die organbezogene, allein auf die Haut bezogene Therapie, wurden gefunden.

---

* Vollständig überarbeiteter und erweiterter Vortrag, gehalten am 11. November 1996 in Esslingen.

DIE HAUT DES MENSCHEN

Die Schattenseiten müssen aber auch ins Auge gefasst werden: Diese Art der Forschungsmethode in der naturwissenschaftlichen Medizin hat den Zusammenhang zwischen Hautorgan und Gesamtorganismus des Menschen aus dem Blick verloren. So fehlt eine Zusammenschau von Haut und Seele, und eine Zusammenschau des Fragenkomplexes Haut und Ernährung fehlt ebenso, dazu kann der Dermatologe nicht viel sagen. Die organbezogene Therapie hat Nebenwirkungen, die hochwirksamen Medikamente haben Folgen, unerwünschte Folgen, und oft bringt die organbezogene Therapie eine reine Salbenbehandlung mit sich. Die ausschließliche Salbenbehandlung ist natürlich eine Einseitigkeit.

Wenn wir die Haut rein äußerlich betrachten und nach ihren Aufgaben fragen, dann ist sie dazu da, den Organismus abzuschließen, Schutz zu bieten gegenüber allen möglichen Reizen, mechanischen und chemischen Reizen, Schutz zu bieten gegenüber Mikroben. Zudem schützt sie gegenüber Austrocknung und Aufschwemmung und gegenüber dem UV-Licht; auch schafft sie Ausgleich gegenüber Temperaturschwankungen im Inneren des Organismus.

1.1 Haut und viergliedriger Mensch

Jedoch aus der Sicht der anthroposophischen Menschenkunde, die ich meinen Ausführungen zugrunde legen möchte, wissen wir, seitdem Rudolf Steiner 1911 darauf aufmerksam machte, dass eigentlich innerhalb der Haut der gesamte Mensch in all seinen vier Seinsebenen zu finden sein muss. Es ist so, dass sich der Mensch in seinem Physischen, in seiner Vitalität, der Lebenssphäre, auch in seinem Seelischen und in seinem Geistigen in der Haut einen Abschluss schafft. Physisch sieht das so aus, dass die Haut durch einen Stoffstrom ernährt wird, der bis zu einem gewissen Grade Halt macht im Hautorgan, nicht weitergeht. An der Oberfläche der Haut findet sich jedoch die Abschuppung, da geht immer Substanz verloren: die Hautschuppen, die dann innerhalb der Häuser den Hausstaubmilben zum Fraß dienen. Diese physische Ebene können wir ganz deutlich an der unterschiedlichen Haut des Säuglings und des Greises beobachten:
Der Säugling hat eine prall elastische Haut, eine glatte rosige Haut, der Greis eine graue, faltige, trockene, dünne Haut - da können wir ihn regelrecht mit Händen greifen, diesen jungen, elastischen und den alten, hinfällig gewordenen,

DIE HAUT DES MENSCHEN

brüchigen Ernährungsprozess.

Der Mensch schafft sich auch in seiner Vital-sphäre, im Bereich der Lebensäußerungen, der Funktionalität, der lebendigen Prozesse des pul-senden Lebens in der Haut einen Abschluss; das Leben hat er gemeinsam mit der Pflanzenwelt. Dieses Leben finden wir ganz besonders im Drüsi-gen der Haut, in den Schweißdrüsen, in den Talg-drüsen, aber auch in den Drüsen, die, als ein-zelne Zelle, fein verteilt in der Haut vorhanden sind, die den Farbstoff in der Haut bilden, die uns braun machen, wenn wir von der Sonne bestrahlt werden. Auch die Haarwurzel ist auf Vitalität an-gewiesen und wenn die Vitalität nachlässt, nimmt auch das Haarwachstum ab.

Im Seelischen schafft sich der empfindende und wahrnehmende Mensch einen Abschluss in den Hautnerven, die als freie Nervenendigungen bis weit in die Oberhaut reichen. Der Sprachgenius kennt das: Wir nennen diesen Abschluss unserer seelischen Seinsebene nach außen unser „Ner-venkostüm". Diesen empfindenden Teil unseres Seins haben wir mit der Tierwelt gemeinsam; auch die Tiere entfalten ein intensives Sinnes-leben an ihrer Körperoberfläche. Dieses Nerven-kostüm reicht also bis in die obersten Schichten der Haut. Dort finden sich feine Verzweigungen der Nerven, die fast berührt werden von dem tastenden Finger, der über die Haut streicht. Sie liegen fast an der Oberfläche, da wo die Abschuppung stattfindet. Diese Nerven machen die Haut wach und bei einer Überfunktion führt das zu Juckreiz und auch zur Gänsehaut. Wir können ein Wechselspiel sehen zwischen dem anströmenden warmen Blut und dem abkühlenden Nervenprozess; zwischen dem ernährenden Blut und dem blass-machenden, die Gefäße verengenden Nervenprozess, wenn wir einen Menschen mit einer gewissen Blässe durch Schlafmangel, durch Überarbeitung betrachten. Dort können wir sehen, dass der Nerv mit seinen Kräften eben durch die Überarbeitung überhand nimmt und das Blut zurückdrängt.

Auch was die geistige Ebene des menschlichen Wesens anbelangt, finden wir in der Haut einen eigenen Abschluss. Der Mensch wird ja dadurch zum Menschen, dass er einen geistigen Kern hat, der den Menschen zum Individuum macht. Und dieses Individuelle lebt besonders unvermittelt und direkt in seinen Wirkungen und erstreckt sich auf das Organische in den feinen Blutgefäßen, die sich in der Haut finden, in den sogenannten Kapillaren. Das sind ganz feine Gefäße, die sich in der oberen Lederhaut befinden. Und wir können, wenn wir wissen wollen, wie ein Mensch durch eine bestimmte Nachricht im Innersten angerührt wird, an der Art der Durchblutung der Haut beobachten, wie ihn diese Nachricht tangiert, wie er im Innersten, in seinen inneren Neigungen, in seinen Trieben, in seinen Gewissenskräften auf diese Nachricht reagiert. Entweder bekommt er einen Schreck, eine Furcht vor dem, was er jetzt Neues erfährt, wird blass, indem das Ich, also diese individuelle geistige Schicht seines Seins, sich mit dem Blut zusammen vor der Welt zurückzieht, oder er empfindet eine Scham, wird rot. In der Schamröte möchte sich das Ich hinter dem Blut verbergen. Also können wir direkt im Blut auf die geistige Seinsebene des Menschen sehen. Die organischen Seiten aller vier Seinsebenen weben im menschlichen Hautorgan ineinander. Es ist, wie wenn vier Häute in einer Haut sind, vier Abschlüsse in einem Organ. Denken Sie sich ein Kleidungsstück gewoben aus Wolle, Seide, Baumwolle und Leinen, quasi ein Stück Supernaturtextil. Und deswegen ist die Haut auch so kompliziert und deswegen muss ich diese Vorrede tun, muss mich bemühen, Ihnen eine Grundlage zu geben für das, was wir gemeinsam betrachten wollen, für diesen Zusammenhang zwischen Haut und Seele.

Schema 1: Haut und viergliedriger Mensch

Geist: Ich	Blut	Kapillaren in der oberen Lederhaut
Seele	Nerv	Nerven in Oberhaut und oberen Lederhaut
Leben	Drüse	Schweiß- und Talgdrüsen
Physis	Ernährungs-strom	alle Hautschichten durchdringend

1.2   Haut und dreigliedriger Mensch

NERVENPROZESS

Eine weitere Idee der anthroposophischen Menschenkunde ist wichtig.

Wenn wir forschen und uns die Frage stellen, wie diese vier Seinsebenen des menschlichen Organismus, des Menschen, mit seinen vier Wesensebenen, den vier Wesensgliedern, zusammenwirken in den unterschiedlichen Regionen des

DIE HAUT DES MENSCHEN

menschlichen Organismus, dann müssen wir zurückgreifen auf die Idee aus der anthroposophischen Menschenkunde vom dreigliedrigen Organismus, vom dreigliedrigen Menschen. Ich will Ihnen dies kurz umreißen: Das Nerven-Sinnes-System des Menschen ist hauptsächlich im Kopfbereich, im oberen Menschen lokalisiert. Der Nervenprozess macht das Wachbewusstsein möglich, macht uns wach, macht uns fähig, den Alltag zu bestehen mit dem Alltagsbewusstsein. Organisch bedeutet das aber Abbau, organisch ist die Nervenfunktion angewiesen darauf, dass sie dronenhaft aus den Aufbauprozessen des Stoffwechsel-Gliedmaßen-Systems lebt, aus dem, was an Aufbaukraft aus dem Stoffwechsel zur Verfügung gestellt wird. Diese Aufbaukräfte verbraucht sie im Abbau. Sie können, wenn Sie die Neurophysiologie daraufhin untersuchen, belegen, dass jede Nervenfunktion an Abbauprozesse gebunden ist. Auf der anderen Seite ist die Nervenfunktion auf Ruhe angewiesen. Wir können mit unserem Kopf zwar Kopfstehen, aber ihn zum Beispiel nicht zum Holzhacken benutzen, wie es der Specht kann. Auch ist die Nervenfunktion an Kühle gebunden: Wärme darf hier nur in Maßen auftreten. Andererseits ergibt sich auf organischer Ebene eine symmetrische Gestalt vom Nerven-

HAUT UND DREIGLIEDRIGER MENSCH

Sinnessystem aus. Die Organbildungen sind sehr differenziert und durchgeformt: Nehmen Sie das menschliche Antlitz als Beispiel, an dessen individueller Gestaltung wir einen Menschen wiedererkennen. Wenn man den Sprachgenius hinzuzieht, so sagt man, dass „ein kühler Kopf" bewahrt werden soll. Dieser kühle Kopf ist nicht mehr da, wenn einem „etwas zu Kopfe steigt", etwas aus dem Willensbereich, aus dem Triebbereich, aus dem Bereich von unten her zu Kopfe steigt, und es kann einem dann, wenn dieser Blutprozess aufsteigt, sogar „der Kragen platzen": der Hals wird dick, das Blut strömt zum Kopfe, die Halsschlagader und die Schläfenadern schwellen. Oder man sagt: „Du hast wohl eine Meise!" Solch eine Redewendung hat menschenkundige Hintergründe; der Sprachgenius beinhaltet diese; nur sind sie uns heute meistens nicht bewusst. Man gleicht dem Vogel, bei dem das Nerven-Sinnessystem vereinseitigt repräsentiert ist. „Bei dir piept's wohl" oder „Der hat einen Vogel", man sagt, einfach die gesamte Vogelwelt als Bild nehmend, „der hat einen Vogel". Oder jemand ist „vogelig", das ist ein norddeutscher Ausdruck. Alles geht in dieselbe Richtung. Wenn Sie die Aufregung bei einem plötzlichen Ereignis im Hühnerstall als Beispiel nehmen, wissen Sie, was gemeint ist: Ein aufgeregtes Durcheinandergegacker weist darauf hin, dass der Vogel dem Nerven-Sinnessystem nah und eigentlich ein einziger Kopf ist. Wo haben wir jetzt das Nervliche in der Haut hauptsächlich repräsentiert? In der Oberhaut. Ich habe sie schon kurz erwähnt, mit ihren freien Nervenendigungen und mit ihrem starken Absterbeprozess, was die Hornzellen anbelangt. Die Oberhaut hat ja nach außen hin eine permanente Abschuppung. Das ist nur dadurch möglich, dass sich dauernd neue Zellen nachbilden und nach außen ausreifen, absterben, Barriere bilden und schließlich abschuppen. Im biochemischen Prozess muss die Hornsubstanz und die Fettsubstanz zwischen den Hornzellen differenziert werden. Regelrecht ausgebildetes Horn und Fett sind nötig, damit die Haut wirklich dicht sein kann, zum Beispiel gegenüber Wasser und chemischen Substanzen, wenn man in ein Bad steigt. Also das Nerven-Sinnessystem, der Kopf, ist in der Oberhaut, in der abschuppenden, Hornzellen bildenden Oberhaut repräsentiert.

STOFFWECHSEL-PROZESS

Polar entgegengesetzt ist diesem Kopfmenschen

der Stoffwechselmensch. Der Stoffwechsel ist immer im Zusammenhang zu sehen mit dem, was wir mit unseren Gliedmaßen tun, mit dem, was wir willentlich - als muskulär in die Realität gesetzte Tat - auf die Beine stellen. Deswegen können wir vom Stoffwechsel-Gliedmaßensystem sprechen. Der Wille entfaltet sich eigentlich im Schlafbewusstsein, deswegen ist er ja im Sozialen manchmal am Mitmenschen oder auch bei uns selbst schwer zu ertragen. Wir wissen oft nicht genau, was da plötzlich aufsteigt. Auf der anderen Seite, auf organischem Felde, haben wir Aufbauprozesse, die an Wärme gebunden sind. Und wir haben intensive Bewegung im Stoffwechsel-Gliedmaßensystem. Asymmetrische Bildungen, also Bildungen, die jeder Symmetrie entbehren, finden wir zum Beispiel an der Leber, die sich allen umliegenden Organgrenzen anschmiegt und eigentlich einen undifferenzierten Sack darstellt. Undifferenzierte, ungeformte Zellbildung haben wir insbesondere in der Darmschleimhaut, die permanent Zellen bildet, ähnlich wie die Haut nach außen, so dass wir, auch wenn wir fasten, Stuhlgang haben. Im Gegensatz dazu werden wir mit der endgültigen Zellenzahl im Gehirn geboren und können dort im Laufe unseres Lebens nur verlieren. Vom Stoffwechselsystem geht die

Substanzbildung aus, hier bilden sich Eiweiße, um den ganzen Organismus aufzubauen und zu ernähren. Die Stoffwechselseite im Menschen finden wir in der unteren Lederhaut und im Unterhaut-Fettgewebe. In der Lederhaut finden wir die Talgdrüsen, deren Erkranken oft ein Stoffwechselproblem ist. Zur Stoffwechselseite der Haut gehören die Schweißdrüsen, die Haarwurzeln und eben das ganze Geschehen im Fettstoffwechsel der Fettzellen des Unterhautgewebes.

RHYTHMISCHER PROZESS

Wir könnten als Mensch nicht ausgeglichen und ruhig leben, wenn wir nicht ein System hätten, das diese Polaritäten miteinander verbindet. Das ist das mittlere System, der mittlere Mensch, der Brustmensch, der die Lungenatmung, das Herz beinhaltet. Dieses rhythmische System gleicht Gegensätze aus, es schafft Harmonie und verlorene Gleichgewichte werden von hier aus wieder hergestellt. Der Kunstgriff dabei ist der Rhythmus, welcher einmal zur Konzentration des Blutes im Zentrum, im Herzen führt, einmal zur Ausdehnung des Blutes. Er führt zur Einatmung, zur Ausatmung, zur Konzentration, zum Engen

RHYTHMISCHER PROZESS

in der Brust und zum Weiten in der Brust. Dieses System finden wir nun in der oberen Lederhaut wieder, wo die intensivste Durchblutung ist. Dieses Spiel findet sich auch im Sinnesbereich zwischen Zuhören und Einkehren, dem kurzen Nachdenken wieder. Man fragt sich als Zuhörer bei einem Vortrag: Was habe ich jetzt gehört? Was hat er jetzt gesagt? Und hält es neben das, was man bisher wusste, um dann wieder zuzuhören. Dieses Atmen im Sinnesbereich, auch im wahrnehmenden Menschen zwischen Innen und Außen geht vom rhythmischen System aus. Wir sprechen von Entsinnen: „Ich muss mich Entsinnen", also ich muss mich des Sinnesprozesses, der Sinneswahrnehmung enthalten, um zu mir selbst zu kommen; um zu etwas zu kommen, das sich aus dem nachdenkenden Verarbeiten des Wahrgenommenen ergibt. Das setzen wir dem Sinnesprozess entgegen, und so ist auch in den höchsten Tätigkeiten des Menschen ein Atmen zwischen Innen und Außen da. Auch die Wärme des menschlichen Organismus ist so, dass wir tagsüber die Wärme am intensivsten innen haben. Wir sind innen warm, außen eher kalt, wenn es draußen kalt ist, wenn es Winter ist. In der Nacht ist es genau umgekehrt: sie schlafen womöglich abends ein mit kalten Füßen und

DIE HAUT DES MENSCHEN

Wie ist die Haut aufgebaut?

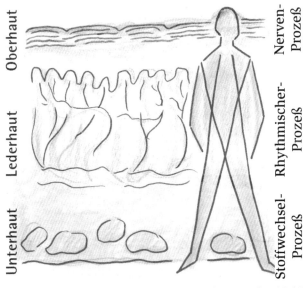

Grafik: WALA-Heilmittel GmbH

morgens sind die kältesten Füße vom Abend warm. Morgens, wenn wir aufwachen, finden wir uns wieder, durchwärmt in der Peripherie. Das ist hochinteressant und zunächst einmal ein Rätsel.

Schema 2: Haut und dreigliedriger Mensch

Nerven-Sinnes-system	Abbau, Kälte, Ruhe Differenzierung Gestaltung Symmetrie	Oberhaut und obere Lederhaut
Rhythmisches System	Rhythmus, Aus-gleich, Harmonie	Obere Lederhaut
Stoffwechsel-Gliedmaßen-system	Aufbau, Wärme, Bewegung, Entdifferenzierung Substanzbildung Asymmetrie	untere Lederhaut und Unterhaut

1.3   Warum ist der Mensch nackt?

Was ist nun das Charakteristische an der mensch-lichen Haut? Sie ist nackt. Das kommt daher, dass die Kräfte, die beim Tier das Federkleid und das Fell bilden, die Haare des Felles, dass diese Kräfte beim Menschen nicht der Haut gelassen werden, dass der Mensch aus seiner Organisation heraus in der Lage ist, diese Kräfte der Haut zu entziehen, um sie in seelische Kräfte umzuwandeln. Wir können diese Wachstumskräfte umwandeln in Seelenkräfte, so dass sie nicht mehr organisch tätig sind und wir uns als denkende Menschen seelisch betätigen können. Deswegen sind wir nackt und deswegen haben wir die kulturschaffende Kraft der Bekleidung. Denn wir alle möchten uns ja individuell kleiden und tun dieses auch in jeweils ganz eigener Weise. Das ist eine kulturschaffende Kraft.

PAPAGENO UND TAMINO
Jetzt frage ich Sie, um das noch einmal zu illustrieren: Warum ist Mozarts Zauberflöte für den Hautarzt so interessant? Was meinen Sie wohl? Sehen Sie, da steht Papageno plötzlich auf der Bühne und der dermatologische Befund zeigt Federn. Papageno hat Federn. Tamino ist nackt. Und wenn Sie die Zauberflöte kennen, dann wissen Sie, dass Papageno derjenige ist, der der Naturmensch ist, der weiß, wie man Essen und Trinken genießt; solch ein Mensch, oder vielmehr solch ein der Natur nahestehendes Wesen hat Federn. Tamino ist der nach Erkenntnis strebende, der suchende Mensch; ihm bleibt keine Kraft für die Federn und auch nicht für ein Fell. Das meine ich

mit dem, was diese Nacktheit des Menschen ist - und wir haben ja auch im Tierreich bei den niederen Tieren das Phänomen, dass Gliedmaßen nachwachsen können. Die Eidechse verliert, insbesondere dann, wenn sie verfolgt wird, ihren Schwanz, der sich noch weiterbewegt und auf den sich der Verfolger stürzt, so dass sie entweichen kann. Dieser Schwanz wächst nach, die Eidechse bekommt einen neuen. Das Nachwachsen von Extremitäten ist im höheren Tierreich nicht mehr - und beim Menschen schon gar nicht mehr - möglich. Das kommt aus dem, dass er eben als geistig-seelisches Wesen besondere seelische Fähigkeiten erworben hat, die ihn aus dem Tierreich ganz entscheidend herausheben.

2. Die Seele des Menschen

Nun zur Frage: Was ist des Menschen Seele?
Ich hoffe, dass ich diese Frage in einer kurzen Antwort umreißen kann. Das Übliche ist ja, dass wir von der Psyche sprechen, die ihren Sitz im Gehirn hat. Es gibt psychische Regungen, die man sich weit verbreitet als eine Art Ausschwitzung der Nervenprozesse vorstellt. Wirkungen und Auswirkungen des Seelischen auf das Orga-

nische, auf den Leib als klassische psychosomatische Wirkung stellt man sich dabei so vor, dass Stress von außen, Belastung von außen, nervliche Belastung so wirkt, dass bestimmte Bereiche im Gehirn erregt werden, dass Nerven, die von zentral nach peripher gehen, wie eine Telefonleitung in der Peripherie bis in die Haut hinein wirken und dort gewisse Wirkstoffe freisetzen, so dass ein Entzündungsprozess im Hautorgan in Gang gesetzt oder verstärkt wird.

Therapeutische Bemühungen sehen als Folge dieses „Telefon-Konstrukts" so aus, dass versucht wird, beispielsweise Stress durch eine psychotherapeutische Gesprächstherapie abzubauen. Man möchte Konflikte bewusst machen und versucht das Verhalten, die Fähigkeit, auf Stress zu reagieren, in der Verhaltenstherapie zu trainieren. Man lässt Entspannungstechniken erlernen und der Psychotherapeut sieht es eigentlich nicht gern, dass in dieser Phase einer psychotherapeutischen Behandlung eine Salbentherapie erfolgt, weil das ablenkt. Sie können als Hautarzt nicht in einer psychosomatischen Klinik erscheinen, schon gar nicht mit weißem Kittel. Ich sage es absichtlich etwas überzeichnet, damit es als Einseitigkeit deutlich wird. Denn hier haben wir die zweite Einseitigkeit:

DIE SEELE DES MENSCHEN

Auf der einen Seite, der rein organbezogenen, der Hautarzt mit der Salbentherapie, auf der anderen Seite der Psychotherapeut mit seinem psychologisierenden Blick und die reine Psychotherapie mit den Methoden, von denen ich eben einige kurz genannt habe. Eine weitere Einseitigkeit und dazwischen klafft ein Abgrund, der nicht zu überbrücken ist.

Wenn Sie einen Menschen in Furcht und Scham erleben, wenn Sie einen Menschen erleben, der „kalte Füße bekommt", wie man so schön sagt, der also auf einen Schrecken mit der Zurückziehung des Blutes aus dem unteren Körperbereich reagiert, dann kann man unmittelbar erleben, wie der ganze Körper durchseelt ist. Man erlebt, wie der ganze Organismus des Menschen mit dem Seelischen verbunden ist.

Nun möchte ich noch einmal die Idee vom dreigliedrigen Menschen mit dem Seelischen in Verbindung bringen: Das Denken des Menschen, als der obere seelische Bereich, stützt sich hauptsächlich auf das Nerven-Sinnessystem; das Fühlen auf den mittleren Menschen, und das Wollen auf den Stoffwechselmenschen. Also sind wir seelisch auch mit unserem Bauch verbunden, es braucht nicht diese Telefonleitungsvorstellung, wir sind - in differenzierter Weise - als ganzer

DIE SEELE DES MENSCHEN

Mensch mit dem ganzen Seelenleben verbunden. Und in Bezug auf den Menschen, so wie er in der Zeit steht, in Vergangenheit, Gegenwart und Zukunft, ist es so, dass wir mit unseren Taten und unserem Wollen Zukunftskeime legen. Mit dem, was wir tun, ist immer etwas gegeben, aus dem etwas werden kann in der Zukunft.

Auf der anderen Seite ist es so, dass wir mit unserem Denken, mit unserer Seelentätigkeit des Denkens, den Fragen gewachsen sind, die sich uns aus der Vergangenheit stellen, so dass unsere obere Tätigkeit, unsere Denktätigkeit hauptsächlich auf die Vergangenheit gerichtet wird und auch aus der Vergangenheit bestimmt wird. In der Gegenwart leben wir mit unserem Fühlen. Im Durchfühlen leben wir geistesgegenwärtig in einer Situation, die aus der Vergangenheit und aus der Zukunft bestimmt wird. Nur im Gefühl, gegenüber dem Mitmenschen im Mitgefühl, können wir zur richtigen Tat finden. Dabei stehen wir zwischen dem Bedenken des Vergangenen und dem Wollen für die Zukunft. Beim Tier ist es nun so, dass es diese Dreigliederung, dass es dieses ausgeglichene, harmonische Nebeneinander der Dreigliederung nicht aufweist. Ich habe Ihnen die Organisation des Vogels kurz angedeutet. Der Hauptrepräsentant der Vogelwelt ist der Adler, der das Nerven-Sinnessystem ganz besonders rein repräsentiert hat. Die Wiederkäuer sind im Stoffwechsel besonders stark, allen voran der Stier. Die Katze, der Löwe gehören zu der Tiergruppe, die dieses rhythmische System besonders rein ausgeprägt und zur Blüte gebracht hat. Nun, das wissen Sie vielleicht, sind dreien von den vier Evangelisten des Neuen Testamentes diese drei Tiere zugeordnet und wenn man das vor diesem Hintergrund beleuchtet, bedeutet das, dass jeweils ein Evangelist mit seinem Evangelium eine Seelentätigkeit von den dreien, von Denken, Fühlen und Wollen, besonders zur Geltung kommen ließ.

Schema 3:
Seelentätigkeiten und dreigliedriger Mensch

Denken	Wachbewusstsein, vergangenheitsorientiert	Nerven-Sinnes-system
Fühlen	Traumbewusstsein, gegenwärtig	Rhythmisches System
Wollen	Schlafbewusstsein, zukünftig	Stoffwechsel-Gliedmaßen-system

DIE SEELE DES MENSCHEN

Noch einige kurze Gedanken zur menschlichen Seele, die für uns wichtig sind: Es ist ja so, dass des Menschen Seele erst durch das Licht des Geistes zur Menschenseele wird. Des Menschen Geist ist in die Seele eingebettet und ganz kurz will ich den Gedanken hinstellen, dass auch Seele und Geist, so wie die gesamte Tierwelt, die gesamte Schöpfung auf der Erde, eine Entwicklung hinter sich haben. Ich möchte diesen Gedanken der Entwicklung von Geist und Seele des Menschen mit einem Wort von Goethe aussprechen:

"Des Menschen Seele gleicht dem Wasser-
vom Himmel kommt es, zum Himmel steigt es,
und wieder nieder zur Erde muß es,
ewig wechselnd..."

Goethe beschreibt dann in diesem Gedicht das Zusammenspiel von Wasser und Felsen, von Wasser und Luft, und endet mit der Zeile:

„Seele des Menschen, wie gleichst du dem Wasser,
Schicksal des Menschen, wie gleichst du dem Wind."

Dieser Gedanke der Entwicklung von Geist und Seele in den wiederholten Erdenleben, dieser Ge-

DIE SEELE DES MENSCHEN

danke von Reinkarnation und einem Schicksal, das sich durch die wiederholten Erdenleben flicht, ist Geistesgut des mitteleuropäischen Geisteslebens. Goethe ist nur ein prominentes Beispiel, es zieht sich durch das gesamte mitteleuropäische Geistesleben, mehr oder weniger offenbar. Und wir liegen richtig, wenn wir uns fragen: „Warum bin ich blond?"

Blond oder schwarzhaarig zu sein ist etwas sehr Auffallendes am menschlichen Hautorgan. Das Haar ist ja ein Hautanhangsgebilde und gehört zur Haut. „Warum habe ich gerade diese Mitgift bekommen?" Warum, können wir fragen, hat die Seele sich dieses Kleid gewählt, von diesen Eltern? Die Redensart „mit Haut und Haaren" zum Beispiel, die seit dem Mittelalter existiert, finden wir ganz häufig in den Grimmschen Märchen. Redensarten wie „seine Haut aufs Spiel setzen", „in keiner guten Haut stecken", das heißt zu Krankheit und Missgeschick neigen; „nicht aus seiner Haut können", das heißt über gewisse Charakterzüge nicht hinweg können, nicht über seinen Schatten springen können; „ich möchte nicht in seiner Haut stecken"; „mit heiler Haut davonkommen", das heißt: es ist gerade nochmal gutgegangen, - diese Redensarten weisen darauf hin, dass das Hautorgan stellvertretend dasteht

|29

für die Verhältnisse eines Erdenlebens insgesamt. Wir sind in eine bestimmte Haut hineingeboren, wir haben ein bestimmtes Schicksal, und mit diesem Schicksal, mit dieser Haut, mit diesen Hüllen, in die wir hineingeboren sind, ist unser Leben bis zu einem gewissen Grade bestimmt. Aus höherer Weisheit wird eine Haut, ein Elternpaar, eine soziale Haut usw. gewählt. Wir finden, wenn wir um uns blicken gewisse "Blüten" des therapeutischen Bemühens und eine "Blüte" ist die, dass man sich bemüht, jede Neurodermitis auf einen Tod auf dem Scheiterhaufen im letzten Leben zurückzuführen. Das hat einen gewissen wahren Kern, aber ist natürlich als Vereinheitlichung Unfug und nutzlos. Man geht davon aus, dass, wenn man den Neurodermitiker daran erinnert, dass er eigentlich sein Ekzem durch dieses Erlebnis des Feuertodes erhalten hat, dann alles abheilt. Ich erwähne das nur, um zu sagen, dass ich dieses nicht meine. Ich meine vielmehr, dass die Idee oder die Ahnung von so etwas wie einem „Schon-mal-auf-der-Erde-gewesen-sein" und eines Schicksals, das sich aus dem ergibt, was schon einmal als Auseinandersetzung mit der Erde da war, als stille Ahnung in der Seele getragen werden kann. Diese Ahnung wirft ein bestimmtes Licht auf alles, was einem im Leben widerfährt, so dass man es mit erweitertem Blick betrachten kann. So ist uns auch unsere Haut in Gesundheit und Krankheit von den weisen Kräften des Schicksals gegeben.

3.   Haut und Seele im Gesunden

Haut und Seele ist unser Thema und jetzt komme ich zum Eigentlichen. Wir wollen versuchen, dieses Thema anzugehen vor dem Hintergrund eines Gedankens von Rudolf Steiner, des Begründers der anthroposophischen Menschenkunde, der sich 1924 wortwörtlich so geäußert hat: „Die Materie ist die äußere Offenbarung des Geistigen."
In Bezug auf unser Thema „Haut und Seele" können wir fragen: Wie wirkt denn nun Seelisch-Geistiges im Physisch-Materiellen? Wie drückt sich Seelisches in Gestalt und Form aus? Wie wirkt die Seele in unserer Haut?
Rudolf Steiner hat, man kann es bemerken, wenn man die medizinischen Kurse durchgeht, die Ärzte immer wieder darauf hingewiesen, dass es lohnend ist und Hauptanliegen der anthroposophischen Menschenkunde und Medizin sein kann, die Gesamtgestalt des Menschen zu studieren, die Gestaltung des Kopfes etwa oder die

Gestaltung der Haut liebevoll zu betrachten, um zu sehen, wie jetzt aus dieser Gestalt, die durchgeistet, durchseelt ist, sich besondere Fähigkeiten, besondere Verhältnisse für das bewusste Seelenerleben, für die Persönlichkeit des Betreffenden ergeben. Und mit diesem Blick wollen wir jetzt auf des Menschen Haut blicken. Jetzt komme ich eigentlich erst dazu, Ihnen zu sagen, was der Schlüssel sein kann, die Haut zu verstehen.

3.1 Trockene Haut

Die Haut kann trocken sein. Betrachten Sie mal die Wirkung von kaltem, -5°C bis -10°C, leicht windigem Winterwetter, das sonnenreich ist, etwa im Februar. Die Sonne wird im aufsteigenden Jahr kräftiger. An einem Sonntag im Februar machen Sie einen langen Spaziergang mit einem Freund. Sie sind angeregt zum lebendigen Gespräch mit dem Menschen, mit dem Sie unterwegs sind, durch das Sonnenlicht. Nach diesem Tage ist Ihre Haut trocken. Sie haben auf der einen Seite durch das Licht, durch die Formkräfte des Lichtes der Sonne, eine Anregung des Seelischen erfahren, auf der anderen Seite eine Austrocknung der Haut. Ich möchte jetzt gar nichts analysieren über die Ursächlichkeit dieser Hautaustrocknung. Selbstverständlich wird der Rohbau eines Hauses bei Winterwetter am ehesten trocken und natürlich auch Ihre Haut. Die Luftfeuchtigkeit ist enorm erniedrigt bei kaltem, sonnigem Winterwetter. Aber es hat auch diesen inneren Aspekt, dass wir auf der einen Seite seelisch angeregt sind, auf der anderen Seite eine trockene Haut haben. Also sind organgebundene Aufbaukräfte der Haut entzogen und mehr dem Seelischen zur Verfügung gestellt.

3.2   Fette Haut

Wie ist es bei den Menschen mit einer fetten Haut? Der Mensch, der in der Lage ist, kräftig Talg aufzubauen in den Talgdrüsen, und in der Lage ist, auch kräftig Fett einzulagern zwischen den Hornzellen, der hat Stoffwechselaktivität, der hat Stoffwechselkraft in seiner Haut und ist besser gepolstert in seinem Nervenkostüm. Der Nerv hat mehr Vitalität, hat mehr Kraft. Menschen mit fetter Haut werden die Menschen sein, die ein stabileres Nervenkostüm haben. Die Talgproduktion schützt des Menschen Haut. Die die Olympischen Spiele begründenden Griechen haben, bevor sie in

HAUT UND SEELE IM GESUNDEN

die Natur gegangen sind, ihre Haut mit Olivenöl gesalbt und die Spartaner haben sich sogar noch mit Quarzsand eingepudert und sich damit einen betonten Abschluss nach außen geschaffen.

3.3 Talgsekretion

Auch die Talgsekretion kann verschieden sein, einmal bei Stress vermehrt etwa auf der Stirn. Wenn wir nach einem ruhigen Wochenende wieder an den Arbeitsplatz kommen und es geht am Montagmorgen so richtig los, dann schwitzen wir unter den Armen, die Schweißproduktion ist angeregt und wir bekommen eine merkwürdige Talgbildung im Stirnbereich, besonders dann, wenn wir einen Beruf haben, der unseren Kopf einseitig belastet. Aber auch bei Nikotingenuss, bei dieser Freude an dem künstlichen Ausquetschen des Nervenkostüms durch das Nikotin, setzt eine vermehrte Talgsekretion im Gesicht ein. Die Peripherie wird weniger durchblutet, wir werden blass durch das Nikotin, der Blutprozess wird zurückgedrängt, der Nervenprozess überwiegt, der ganze Organismus wird etwas entkräftet und diese Kräfte stehen jetzt plötzlich dem Raucher, wenn er sich so richtig einen Lungentorpedo verpasst, in der Euphorie zur Verfügung. Das ist etwas, was unter anderem auch die Talgproduktion modifiziert und anregt, so dass diese Art der Talgbildung des Nikotinrauchers etwas Ungesundes hat. Bei Aufregung und Anstrengung schwitzen wir, das habe ich bereits gesagt, und der Schweiß kann auch einen veränderten Geruch aufweisen. Dieses Streichen des Seelischen über die Drüsen führt zur Sekretion, zur Ausschüttung der aufgebauten Stoffe in der Drüse, so dass diese Stoffe abgegeben werden; wir schwitzen und talgen.

3.4   Gänsehaut, Juckreiz

Was bedeutet es, wenn wir eine Gänsehaut bekommen? Die Haare stellen sich mit der intensiven Aktivität eines kleinen Muskels, der zu jedem Haar gehört, auf, so dass wir eben ein aufgerichtetes Fellchen bekommen, was ja bei uns nur sehr rudimentär gebildet ist. Wir erleben also eine verstärkte Nervenaktivität im Hautorgan als Gänsehaut. Juckreiz kann auftreten, das Nervenkostüm kann aufwachen und plötzlich bewusst werden im Juckreiz. Oder man sagt „Es juckt mich nicht - es kümmert mich nicht", eine ja manchmal

HAUT UND SEELE IM GESUNDEN

geradezu beneidenswerte Fähigkeit, dass ein
Mensch sagen kann: „Es juckt mich nicht!", und
man sagt dann, er „hat ein dickes Fell".

3.5   Blond und schwarz

Als nächstes möchte ich den blonden Menschen,
den blauäugigen Menschen, den hellhäutigen
Menschen, der schnell einen Sonnenbrand bekommt, charakterisieren und versuchen zu be-
schreiben, was das, übersetzt auf die seelische
Ebene, bedeutet. Die Schwärze stellt etwas Irdisches dar und die Fähigkeit, Substanz vom Blut
her in die Haut zu treiben, was die Haut braun
macht, das Haar schwarz macht und das Auge
braun macht, geht auf eine besondere Stoßkraft
des Blutes zurück, die eben die Materie, den ernährenden Substanzstrom bis in das Äußere des
menschlichen Organismus hineintreibt. Der
blonde Mensch hat das vermindert. Er hat diesen
kräftigen, saftigen Umgang mit dem Stoffwech-
selprozess, der alles schwarz macht, nicht in dem
Maße, dafür aber eine größere seelische Feinheit.
Der Blonde ist der sensiblere, aber auch der emp-
findlichere, der offenere, der unter Umständen
mehr Schutz braucht. Der Sprachgenius kennt die

36|

BLOND UND SCHWARZ

Bezeichnung „Blauäugigkeit" - „Ja, der ist ja blauäugig!" - Was heißt denn das? Das heißt doch, dass ein Mensch ungeschützt, ohne Schutzschild, ohne das er "etwas im Schilde führt", in eine Situation geht, offen, frei von Vorurteilen, frei von Präparationen. Es wäre auf politischer Ebene geradezu tödlich, so etwas zu tun. Feinere Menschen sind nicht selten „blauäugig" und blond; der Autor kann das sagen, weil er selber nicht blond ist.

Schwarzhaarig, braunäugig, dunkelhäutig ist derjenige, ich ließ es schon anklingen, der irdischer ist. Für mich ist der Inbegriff zupackender Schwarzhaarigkeit, Bräune und Dunkelhäutigkeit der Asphaltarbeiter, der uns, aus dem mediterranen Heimatland als Gastarbeiter kommend, hilft und unsere Straßen asphaltiert. Und wenn Sie einen Fehler im Straßenverkehr machen und einmal zu weit rechts fahren in den frischen Asphalt, dann erleben Sie etwas, was außerordentlich saftig ist, was als seelische Reaktion von solch einem Arbeiter auf einen zukommt. Da erlebt man die ganze geballte Stoffwechselkraft in der cholerischen Reaktion dieses dunkelhaarigen, mediterranen Menschen. An solch einem Beispiel können wir sehen, wie wir die Fähigkeit des Organismus, der Haut Farbe zu geben, ins Seelische

HAUT UND SEELE IM GESUNDEN

übersetzten können: Heller Hauttyp kann bedeuten, dass der Mensch wach ist für alles, was von außen kommt mit der Möglichkeit der Sensibilität und erhöhter Schutzbedürftigkeit. Dunkler Hauttyp dagegen kann bedeuten, dass der betreffende Mensch sich nicht nur gegenüber der Sonne gut schützen kann durch Einlagerung von Schwärze in die Haut, sondern auch allgemein eine robuste, nach außen gerichtete Tatkraft aufweist, die ihn seelisch durabel und widerstandsfähig macht, eventuell verbunden mit einer geringeren Feinfühligkeit.

3.6   Der Tastsinn

Wenden wir uns dem Tastsinn zu, dem wichtigsten Sinnesorgan der Haut. Schon in den ersten Lebensmonaten wird sich das Kind seiner Leibesgrenzen bewusst; es formt sein Körperbild aus. Mit diesem Erfassen der Leibesgrenzen, mit diesem Ertasten der Orte im Raum, bis wohin der Leib geht, gewinnt das Kind Sicherheit im Sein. Es gewinnt das Gefühl in diesem Leib, der diese Grenzen hat, zu wohnen, zu Hause zu sein. Die Wahrnehmung einer körperlichen Grenze ist außerordentlich wichtig als Voraussetzung für die

Erlangung des Gefühls einer seelischen Grenze. Und wenn wir die körperliche Grenze richtig erfahren haben, etwa durch das liebevolle Streicheln, immer wieder erfolgte Streicheln und Versorgtwerden durch die Mutter, dann können wir auch später ein Gefühl haben für die richtige seelische Grenze und Abstand wahren gegenüber der Außenwelt, ein richtiges Gefühl haben für seelischen Abstand und Distanz im Sozialen.

Nun ist es auch so, dass diese Sicherheit, die dem Kind, dem heranwachsenden Menschen dadurch gegeben wird, dass er sich in einem begrenzten Leib fühlen kann, sich dann im Laufe des Lebens, des Erwachsenwerdens zu einer Sicherheit wandelt, von einer Gotteskraft getragen zu werden. Rudolf Steiner drückt das so aus: „Der Mensch würde, wenn er keinen Tastsinn hätte, das Gottgefühl nicht haben." Also dieses Hautorgan mit dem Tastsinn ist für uns bis in das Geistige hinein von Wichtigkeit, konstituiert unser Gottgefühl, unser seelisches Selbstgefühl, unsere seelische Sicherheit. Und mit dieser Sicherheit können wir auch Gottvertrauen haben. Wenn das verloren geht, tritt Angst auf. Angst hat letztendlich ihre Ursache, ihre Hauptursache, in einem gestörten Grenzerleben und wenn Sie dieses Wanken sozialer Grenzen, der sozialen Hüllen, heutzutage als Zeitgeschehen betrachten, können Sie verstehen, warum so viele Angsterkrankungen auftreten.

Man trifft immer wieder auf Menschen, die eine Spritzenangst haben. Der anthroposophische Arzt wendet ja ganz gerne mal Spritzen unter die Haut an. Das kommt bei diesen Menschen nicht in Frage. Lieber behalten sie ihre Schuppenflechte oder ihre Nesselsucht, aber gespritzt wird nicht. Das kann daran liegen, dass bei diesem Menschen in zu früher Zeit eine Spritze oder eine Blutabnahme nötig war, zu einer Zeit, wo er in seinem Hautgefühl, in dem Gefühl seiner Leibesgrenzen noch nicht sicher war und erlebt hat, dass - um Himmels Willen! - ein Gegenstand durch diese Grenze hindurch gestochen wurde. Sie haben dann einen Menschen vor sich, der diese Angst vor der Spritze beim besten Willen nicht beherrschen kann und das muss respektiert werden. Desweiteren sollte man beim Kind alle Operationen von Muttermalen, die kosmetisch ungünstig sind, wenn irgend möglich erst nach der Pubertät machen, weil dann dieses Leibesgefühl und diese Sicherheit in der Körpergrenze erreicht ist und man ohne Probleme vorgehen kann.

3.7 Haut und Bekleidung

Kurz möchte ich noch einige Gedanken zur Bekleidung anregen. Fragen Sie sich einmal nach dem unterschiedlichen Hautgefühl bei unterschiedlichen Naturtextilien, etwa bei Wolle, bei der eleganten Seide, bei der Baumwolle, und Sie können darauf kommen, dass jedes Naturtextil das menschliche Sinneserleben anders ernährt, anders versorgt mit Reizen, anders mit Wahrnehmungen versorgt. Dabei kann grundsätzlich gesagt werden, dass alles Synthetische eigentlich den Sinnesmenschen belastet, die Haut als Sinnesorgan belastet, weil es eigentlich keine Qualität hat, weil es nichts zu bieten hat. Das heißt nicht, dass man eine praktische schützende Arbeitshose etwa bei der Arbeit mit der Kettensäge nicht tragen soll. Bevor man sich in den Oberschenkel sägt, ist natürlich so etwas vorzuziehen. Da spielt das Synthetische in seiner ungünstigen Wirkung auf den Sinnesmenschen absolut keine Rolle; man darf nicht zum Fanatiker werden. Wo es allerdings nicht nötig ist, sollte man sich das Erlebnis, so es die Haut verträgt (der Neurodermitiker verträgt oft die Wolle nicht), eines Naturtextils verschaffen, das aus derselben Schöpfung stammt wie der Mensch, nämlich aus der Natur.

3.8   Haut und Wasser

Wie ist das Hautgefühl nach dem Bad, nach einer Dusche, die prickelt; nach einem Kneippschen Guss, der eine feine Wasserhaut über die Extremität laufen lässt? Sehen Sie, wenn Sie es vertragen können, nehmen Sie vielleicht auch mal eine wechselwarme Dusche, duschen sich 30 Sekunden kalt und dann haben Sie das Gefühl, dass Sie sich in Ihrer Haut so richtig wohl fühlen. Das hängt damit zusammen, dass die Durchblutung der Haut zunimmt und dass ein Substanzstrom in das Hautorgan gelenkt wird und zurückströmt. Und dieses Umlenken von Stoffströmen, dieses Umlenken von Bewegungen - wir wissen es aus der anthroposophischen Menschenkunde - das ist etwas, was essentiell wichtig ist für das Selbsterleben des Menschen. Wenn wir nachts zur Toilette müssen und möchten nicht das Licht anmachen, weil sonst der Partner aufwacht, dann tappen wir im Dunkeln herum und stoßen plötzlich irgendwo an: und wo wir dann anstoßen, wo es wehtut, haben wir plötzlich ein starkes Bewusstsein. Dieses Phänomen kommt uns unter der wechselwarmen Dusche zugute, die Haut ist besser durchblutet, wir fühlen uns richtig wohl in unserer Haut. Wir entsteigen gestärkt der Dusche.

3.9 Hautschutz

Wie ist das Hautgefühl bei der Massage, wie ist das Hautgefühl bei der aufgelegten Hand? Die aufgelegte Hand ist so etwas wie eine Verstärkung der Hülle; ganz besonders kommt das noch beim Wickel zum Tragen. Es gibt ja in der Volksmedizin den Speckwickel, anzuwenden bei Lungenaffektionen, bei Bronchitis. Dadurch bilden wir eine dicke, fette Haut, eine Potenzierung der schützenden Fähigkeit der Haut im eigentlichen Sinne und unter diesem Schutz kann dann die Entzündung, kann die Infektion abheilen.

3.10 Haut und Sonne

Wie ist das Hautgefühl nach Besonnung, wie fühlen wir uns in unserer Haut, wenn die Sonnenbestrahlung so gerade eine leichte Rötung - mehr ist dermatologisch nicht erlaubt! -, hervorruft. Wir fühlen uns wohl, hier ist auch wieder die Durchblutung verstärkt. Und wie können wir der Sonne etwas entgegensetzen, so dass sie uns nicht schachmatt setzt? Je nachdem ob wir sie im Liegen genießen, ob wir sie im Sitzen genießen, im Stehen, Gehen oder gar Arbeiten, können wir die Erfahrung machen, dass, je intensiver wir selbst etwas tun, wir selbst aktiv sind, desto mehr Sonne können wir vertragen. Also die Verträglichkeit der Sonne ist auf die innere und äußere Aktivität des Menschen als Gegengewicht angewiesen. Wenn wir nach dem Lichtschutz im Urlaub fragen, dann bedeutet Lichtschutz, wenn wir dafür sorgen und uns in die Lage versetzen, die Eindrücke, die wir an einem Urlaubstag etwa in Griechenland bekommen haben, zu verarbeiten, seelisch zu verarbeiten. Wenn wir inneres Erkenntnislicht zur Verarbeitung zum Beispiel der Architektur eines griechischen Tempels entwikkeln und uns der Baugedanke vor dem inneren Auge aufleuchtet, wie ihn der alte Grieche in der Seele trug, dann haben wir eine innere Kraft entwickelt, die diesem Sonnenlicht etwas entgegenzusetzen vermag. Es ist letztendlich eine Frage der Grenzbildung, ob wir von den Eindrücken eines Urlaubes, sei er auch noch so herbeigesehnt, krank oder nicht krank werden. Wir müssen aktiv dafür sorgen, dass diese vielen Eindrücke verarbeitet werden.

4. Hautkrankheiten und Persönlichkeit

Ich komme jetzt zur Charakterisierung der Persönlichkeit, die man bei bestimmten Hautkranken gehäuft findet. Das ist etwas, das mir ebenfalls sehr am Herzen liegt und was Sie bitte nicht aufnehmen sollen als Vorurteil. Alles, was wir charakterisierend in Bezug auf die Persönlichkeit eines Menschen sagen können, der eine bestimmte Haut aufweist, der eine bestimmte Hautkrankheit aufweist, das kann im Einzelfall auch mal nicht gelten und ganz anders sein, weil das Menschenwesen und sein Schicksal so außerordentlich vielschichtig ist. Der Mensch kann aus Bedingungen heraus Phänomene am Hautorgan aufweisen, die ganz anders sind, als das, was ich als das Typische jetzt charakterisieren werde. Ich bitte Sie, das im Hinterkopf zu behalten.

Wenn der Mensch an der Haut erkrankt, so kann tatsächlich auch einmal vorliegen, was die Psychosomatik sich immer vorstellt, dass eine Seelenregung, ein Kummer, eine Sorge, ein Stress das Hautorgan erkranken lässt, dass also unser Nervenkostüm in der Peripherie Ableiter der Spannungen ist und die Haut deswegen erkrankt. Ein Beispiel, was besonders sprechend ist: Ein Student, der nachts Taxi fährt und sich damit sein

HAUTKRANKHEITEN UND PERSÖNLICHKEIT

Studium verdient, tagsüber lange in der Vorlesung sitzt und studiert und an dieser intensiven nervlichen Belastung erkrankt, weist ein Ekzem gerade um das Auge herum, eine Neurodermitis um das Auge herum auf. Das ist mit dieser direkten Wirkung des Seelischen im Nerven-Sinnes-System auf das Hautorgan gemeint. Auf der anderen Seite kann es aber so sein, dass sich seelische Vorgänge auf ein inneres Organ legen, dieses dann in seiner Tätigkeit herabgemindert ist, zum Beispiel die Leber, die Verdauung leidet darunter und schließlich die Haut. Also kann eine Hautkrankheit auf dem Umweg über den Mikrokosmos der inneren Organe auftreten, etwa durch eine Sorge, durch einen langjährigen Kummer, der schließlich dazu führt, dass das Weiße in den Augen gelb wird, dass wir einen Stau in der Gallenproduktion der Leber bekommen, eine leichte Leberentzündung, die dann wieder vergeht, wenn wir Ruhe halten und wenn wir Diät halten. Und später tritt plötzlich hie und da ein Ekzem auf, das sich durch den Genuss bestimmter Nahrungsmittel verschlechtert. Das ist dieser Zusammenhang, zwischen Seele und Haut über ein inneres Organ, für diese Wechselwirkungen hat die heutige Psychosomatik gewöhnlich keine passenden Begriffe.

Wir können die Therapie über die inneren Organe vornehmen, wir können therapeutisch dadurch für die Haut etwas erreichen, dass wir zum Beispiel die Leber behandeln, dass wir für die Haut über eine Organtherapie etwas tun. Auf der anderen Seite kann man aber auch innere Organe über die Haut behandeln. Wir können eine Salbeneinreibung über der Leber machen, wir können einen Schafgarbenwickel machen.

4.1 Neurodermitis

Jetzt möchte ich zur Charakterisierung einzelner Hautkrankheiten kommen.
Die Neurodermitis - ich kann es jetzt wirklich nur aphoristisch vorbringen, also sehr gerafft, und wie gesagt in groben Zügen charakterisierend - die Neurodermitis zeigt einen Menschen, der in seiner nervlichen Aktivität im Hautorgan besonders stark ist, besonders überspannt ist, besonders einseitig ist, bei dem insgesamt das Denken betont ist, die Sinneswahrnehmung betont ist, und der, wenn man jetzt das organische Geschehen noch einmal anders, ganz allgemein charakterisiert, zur Salzbildung neigt. Die Funktion der Nerven lebt in Veränderung von Potentialen, die

durch Salze aufgebaut werden. Die Arbeit der Nerven vollzieht sich im Verändern von Salzkonzentrationen um den Nerv und im Nerv. Also es geschieht etwas mit den Salzen und zwei Phänomene an der Haut des Neurodermitikers weisen in dieselbe Richtung: Wir haben eine allgemein trockene Haut, die die Haut fahl, grau, glanzlos erscheinen lässt, wie mit einer salzartigen Oberfläche. Schon der äußere Aspekt erinnert an eine Salzigkeit in der Trockenheit der Haut. Auf der anderen Seite haben wir vermehrte Formkräfte: Die Linien, die von außen in die Haut gezeichnet werden, in der Fältelung um das Auge, in den Innenhänden, und an den Lippen sind verstärkt, und der ganze Mensch ist geformter. Der Neurodermitiker ist typischerweise groß und schlank, es gibt natürlich auch kleine, aber das Typische ist das Große, Schlanke, der asthenische Habitus. Damit zusammenhängend und für den Betrachter, der phänomenologisch vorgeht, unmittelbar evident ist das Persönlichkeitsbild. Wir haben einen wachen Menschen, der alles mitbekommt, schnell alles begreift, einen intelligenten Menschen, einen Menschen allerdings, der in seiner Intelligenz zum Intellektuellen neigt, also zur bevorzugt äußeren Bearbeitung von Tatsachen, der technisch veranlagt ist, der einen gewissen Hang

NEURODERMITIS

zur Diesseitigkeit hat, eine Stärke im theoretischen Denken. Dieser Mensch wird von anderen oft als kopflastig erlebt. Er erlebt seinen Körper als fremde Masse, er kann sich mit dem Körper, ganz anders als mit dem Kopf, nicht recht verbinden, und er neigt zum Grübeln, zur Innenschau und zur strengen Selbstkontrolle. Überforderung und daraus resultierende Müdigkeit nimmt er nicht recht wahr und aus diesem starken Engagement im Nerven-Sinnes-Prozess kommt er in die Unfähigkeit hinein, sich seelisch aus dem Leiblichen lösen zu können in den Schlaf. Also, sein Seelisches verhakt sich in der Hülle Haut und er kann nicht einschlafen, was natürlich die Situation noch verschlimmert. Eine Hilfe wäre hier das Bemühen vom bewusst strebenden Menschen selber, dieser Einseitigkeit in seiner Konstitution, in seinem Seelischen etwas entgegenzusetzen, dadurch dass er die Willensseite seines Seins stärkt, indem er Willensübungen macht. Damit lernt er diese spezielle Form der Nervosität zumindest ansatzweise zu beherrschen, aus der Erkenntnis heraus, wie es ihm und seiner Haut geht. Auch die künstlerische Therapie ist eine Hilfe und zwar dadurch, dass es darum geht, diesen wunderbar funktionierenden Nervenprozess, der alles so schnell wahrnimmt,

HAUTKRANKHEITEN UND PERSÖNLICHKEIT

mit Empfindungsfähigkeit zu durchdringen. Der
Umgang mit den Farben ist da außerordentlich
wichtig, aber auch die Arbeit an der Form, das
Plastizieren wäre eine Hilfe. Es ist ja für den Menschen ganz oft so, dass er zwar erkenntnismäßig
gewisse Seiten seines Wesens aufgearbeitet hat,
aber jetzt stellt sich die Frage: Wie verändere ich
mich? Wie wird das, was ich erkannt habe, was
mir klar vor Augen steht, was mit dem Erkenntnislicht beleuchtet ist, was ich ändern müsste,
wie wird das Mensch? Wie bringe ich das in
meine ganze Gestalt? Wie verändere ich mich?
Und da kann die Heileurhythmie, eine Bewe-
gungstherapie, außerordentlich gute Hilfe leisten,
indem sie eben vom bewussten Menschen her
mit diesen Bewegungsübungen ein Mittel zur
Hand hat, das bis tief in die Organe hinein wirkt.

4.2   Schuppenflechte

Als polar zur Neurodermitis kann man die Schuppenflechte ansehen. Der Mensch mit einer Schuppenflechte hat das Stoffwechselgeschehen im
Hautorgan besonders intensiv vertreten, und
seine Persönlichkeit zeigt eine Betonung des Wil-
lens, eine Betonung des Tuns. Das sind Aktioni-

SCHUPPENFLECHTE

sten, die Psoriatiker, die haben Wärmebildung, das sind schaffige, warme Menschen. Wenn wir ein Phänomen der Haut des Schuppenflechtlers betrachten, dann ist es so, dass die Schuppenflechtenherde eigentlich viel zu jung sind; das ist eine Haut, die strotzt vor Jugendkraft, vor Zellbildung. Wir haben, wenn wir einen feingeweblichen Schnitt durch einen Schuppenflechtenherd betrachten, einen intensiven Blutandrang in der oberen Lederhaut mit einer Überernährung der Oberhaut, so dass die Hornzellen ins Kraut schießen, eine Überproduktion haben. John Updike, der jüngst verstorbene amerikanische Schriftsteller (1932-2009) hat das Buch „Selbstbewußtsein" veröffentlicht, eine Autobiographie, und ein ganzes Kapitel mit über 40 Seiten seiner zur Schuppenflechte neigenden Haut („Im Krieg mit meiner Haut") gewidmet. Es ist menschenkundlich ganz interessant, einmal zu betrachten, was er, der 60 Romane, Bände mit Kurzgeschichten und Gedichten und für die Literaturzeitschrift „The New Yorker" in fünf Jahrzehnten mehr als 862 Beiträge verfasst hat, da schreibt:

„Was war meine Kreativität, mein schonungsloses Bedürfnis zu produzieren, denn sonst als eine Parodie der peinlichen Überproduktion meiner Haut?"

HAUTKRANKHEITEN UND PERSÖNLICHKEIT

Hier wird das ausgesprochen, was das Hautorgan an Wachstumskraft, an Stoffwechselschub hat; das findet sich seelisch wieder. Wir haben Menschen vor uns, die seelisch belastbar sind, die eher dickfellig sind; tolerant, so tolerant, dass sie es auch mit der Therapie manchmal nicht so ernst nehmen; manchmal auch mit dem Alkohol nicht, die aber dann umgänglich sind, die es, wie gesagt, nicht so genau nehmen. Man muss nachfragen, ob denn die Medizin auch genommen ist, und manchmal daran erinnern, dass man zu den Ärzten gehört, die Medizin verschreiben, die nur dann wirken kann, wenn sie auch genommen wird. Das ist beim Schuppenflechtler von Nöten. Wir haben Menschen, die erfolgreich im Beruf sind, denen alles gelingt was sie anpacken; Menschen auch mit hohem Aktivitätspegel, mit innerer Ungeduld; Menschen, die in kurzer Zeit möglichst viel managen möchten, denen schon vor dem inneren Auge steht, wenn sie ein Haus gebaut haben, dass es auch eine ganze Straße auf beiden Seiten hätte sein können, die sie bebauen. Das Problem, das bei dem Schuppenflechtler besonders gerne auftritt, ist das Problem der Akzeptanz dieser Hauterkrankung. Und John Updike, ich möchte ihn nochmal zitieren, sagt: "Weil sie eben kam und ging, fand ich mich nie ab mit meiner Psoriasis, nahm ich sie nie als unvermeidlichen Teil meiner selbst an. Sie war vorübergehend und gewissermaßen unwirklich. Ein Zauberbann, der über mich verhängt war, eine Probe, die es zu bestehen galt, wie ein Märchen, oder eine der von Gott auferlegten Prüfungen in der Bibel." Das ist interessant und man möchte, wenn man diese Dinge betrachtet, diesem Menschen wünschen, dass er aus der Selbsterziehung, aus dem bewussten Bemühen um eine Ergänzung seiner Einseitigkeiten, Formkräfte anregt durch das selbsterkennende Denken, bestenfalls durch Philosophie, die Beschäftigung mit philosophischen Gedanken.

4.3   Akne

Die Akne tritt in der Pubertät auf. Ich meine jetzt eben diese Akne, die hauptsächlich während der Entwicklungsphase der Pubertät auftritt. Stoffwechsel und Seelenleben stellen sich ganz neu ein auf die Geschlechtsreife. Es ist eine tiefgreifende Umwandlung, eine Ausreifung des Menschen in dem Erwachsenwerden. Und das kann dann zu Stockungen führen, Stockungen im Stoffwechselgeschehen, die fatalerweise gerade da zum Tragen kommen, wo die Talgdrüsen entzündet reagieren, im Gesichtsbereich. Also gerade das Gesicht, das jetzt in der Pubertät makellos gewünscht wird, das erkrankt, so dass der betreffende Jugendliche zusätzlich noch auf dieses gärende Stoffwechselleben, dieses gärende Seelenleben durch sein pickeliges Gesicht hingewiesen wird. Das macht auch die Not des Menschen mit einer Akne aus. Von hautärztlicher Seite muss da wirklich durch eine sichtbare Besserung des Hautzustandes geholfen werden. Das ist naturheilkundlich manchmal gar nicht einfach, denn der Akne liegt ein überschießender Stoffwechsel zugrunde, der nicht leicht zu bändigen ist. Ziel der Behandlung der Akne mit Medikamenten aus dem Mineral-, Pflanzen- und Tierreich muss es daher sein, dass sich ein neues Verhältnis zwischen Seele und Körper herausbildet, wie es zum Erwachsensein gehört. Die durch die organgerichtete Tätigkeit der Seele im Stoffwechsel vorangetriebenen Ausreifungsvorgänge müssen gefördert werden. Das bringt dann gesundes Mittelmaß in den überschießenden oder stockenden, gärenden Stoffwechsel.

4.4   Nesselsucht

Die Nesselsucht, die am ganzen Körper auftreten kann, mit Quaddeln, als ob man in Brennnesseln gefallen ist (daher stammt der Name), zeigt einen Austritt von Blutserum aus den feinen Blutgefäßen in der obersten Lederhaut, so dass sich eben diese Quaddeln bilden. Hier haben wir Menschen, deren Fühlen betont ist; bei denen das rhythmische System einseitig im Hautorgan durchschlägt, sich Quellungs-Zustände in der Haut verändern und plötzlich zu viel Wasser auftritt. Oft haben wir als Auslöser emotionale Aufwallungen, also seelische Probleme, die der Betreffende auch gut erinnern kann; aus sozialen Schwierigkeiten heraus mit ganz starker innerer, gefühlsmäßiger Beteiligung, mit Wut, Angst, Gefühl der Machtlosigkeit, Gefühl der Freude. Dann tritt diese Nesselsucht auf. Wir haben auch „Nesselsüchte", also Quaddelschübe, die aus der Ernährung heraus und durch viele andere über den Mund aufgenommene Stoffe bedingt sein können. Wenn man nach aus dem bewussten Bereich des Menschen stammenden Ursachen forscht, ist es eben die affektive Aufwallung, der emotionale Atompilz, der so etwas macht. Und die selbsterzieherische Maßnahme wäre, sich zu besinnen, also, sich durch Selbsterkenntnis zu beruhigen und die Wogen der Gefühle zu glätten. Es hilft, wenn man sich klar darüber wird, was einen so aufgeregt hat, welche Situation es war, in der man sich so echauffiert hat. Überblickt der Mensch mit der Nesselsucht, was aus seiner Seele zum Nesselschub führt, dann gewinnt er die Kraft, beim nächsten Mal der Provokation wo möglich standzuhalten.

4.5 Melanom

Das Melanom ist der schwarze Hautkrebs, der eine bestimmte Beziehung hat zur intensiven Besonnung. Hier haben wir ein Geschehen eines bösartigen Krebses an der Haut, ausgehend von den Farbstoffbildnern der Haut, wo das Gleichgewicht zwischen Stoff und Form verloren ist, wo Fremdkräfte, zum Beispiel aus dem Sonnenlicht, aber auch aus dem, was an sozialen Belastungen auf das ganze Menschenwesen kommt, durch ein zu viel an beruflicher Belastung, durch Konflikte im privaten Bereich, überhand nehmen und geradezu in den menschlichen Organismus einbrechen. Sie drängen seine Formkraft zurück, so dass das zellige Wachstum, welches nicht mehr geprägt ist und keine Grenzen mehr hat, in der Katastrophe der Form überfließt und das Tumorgeschehen Raum greift. Es sind also Menschen, die dieses Melanom bekommen, die gebeutelt sind durch biographische Krisen, durch Schicksalsschläge, durch die erwähnte berufliche Belastung. Es sind Menschen, die seelisch offen sind, sensibel, ja auch der Blonde neigt eher zum Melanom, der Hellhäutige, (ich habe darüber gesprochen, dass wir hier einen sensibleren Menschen vor uns haben). Es sind Menschen mit einem reichen Innenleben, die immer ein Ohr haben für Sorgen ihrer Mitmenschen, die immer ein Herz haben für Nöte fremder Völker, die soziales Engagement haben bis hin zur Überlastung mit Ehrenämtern. Und ich habe es oft erlebt, auffällig oft, dass in der Hautklinik zum Beispiel die besonders mitfühlenden philippinischen Krankenschwestern sagten, wenn ein Melanom-Patient gestorben war: „Es trifft immer die Falschen!" Das ist etwas Charakterisierendes für diesen Menschen, der aus einer schwach veranlagten Grenze heraus dieses Tumorgeschehen an der Haut oft stellvertretend für die jeweilige Menschengruppe, in der er lebt, erleidet.

4.6   Handekzem

Ein Blick auf den Menschen mit einem Handekzem: Die Handekzeme sind ja nicht so ganz ohne, weil sie eine berufliche Laufbahn im Handumdrehen zerstören können. Denken sie an eine Krankenschwester oder an einen Arzt im Krankenhaus, der sich tagtäglich zigmal die Hände waschen muss, damit er sauber an seine Patienten treten kann, der ein offenes Handekzem entwickelt, der Bläschenschübe über die ganze Innenhand entwickelt, so dass er feuchte, schuppige, schließlich verhornte Innenhände bekommt. Er ist für diesen Beruf in dieser Form nicht mehr geeignet und ganz besonders auch die Krankenschwester. Wenn wir Menschen betrachten, die zu diesen feuchten Handekzemen neigen, haben wir es oft mit Menschen zu tun, die auch eine Dünnhäutigkeit aufweisen, aber mit einer speziellen Tingierung. Das sind Menschen, die sich nicht genügend abgrenzen können. Und wenn man fragt: passiert es ihnen denn einmal, dass, wenn sie etwas erzählt bekommen, entweder von einem Kranken oder bei einer Friseurin von einem Kunden, den sie gerade frisiert, dass ihnen das nachgeht, dass sie sich nicht recht lösen können davon, wird das meist bejaht. Es sind also

Menschen, die sich in ihrer Kontaktfläche, Haupt-
kontaktfläche in ihrem täglichen Handeln, nicht
mehr genügend abgrenzen können, die da durch-
lässig werden, so dass sie handlungsunfähig werden, dass sie gar nicht mehr arbeiten können.
Man muss diese Menschen darauf aufmerksam
machen, dass sie sich schützen müssen, dass sie
aufpassen müssen, dass ihnen die Dinge, die
ihnen von ihren Mitmenschen im beruflichen Alltag anvertraut werden, nicht zu nahe gehen.

4.7   Lippenherpes

Herpesbläschen sind häufig an den Lippen lokalisiert, gehen auf einen Virus zurück, der im Ge-
webe ruht, und können durch ein charakteri-
stisches Erlebnis mit einem Gefühl des Ekels ausgelöst werden. Der Herpes kann zwar auch durch
verschiedene physikalische Reize wie Druck, UV-
Strahlung oder durch Fieber ausgelöst werden,
aber eine bestimmte seelische Situation geht häufig voraus, die sich dann typischerweise wie folgt
abspielt: Eine Frau besucht mit ihrem Ehemann
ein Volksfest und sitzt im vollen Bierzelt neben
einem Menschen, der ihr ganz und gar unsym-
pathisch ist. Zu fortgeschrittener Stunde ist sie

plötzlich nicht sicher, ob sie nicht gerade vom Bierglas ihres Nachbarn getrunken hat, den sie doch gar nicht mag! Sie verspürt einen gewaltigen Ekel und am nächsten Morgen stellt sie fest, dass sie an der Unterlippe an gewohnter Stelle mal wieder einen Herpes bekommt. Solches Geschehen hat dem Herpes den Namen „Ekelbläschen" eingebracht.

4.8   Kreisrunder Haarausfall

Ein wieder anderes Erlebnis kann einen Kreisrunden Haarausfall mit bedingen, bei dem eine - durch das eigene Abwehrsystem ausgelöste - Entzündung an der Haarwurzel der Kopfhaare zu münzgroßen, haarfreien Herden führt. Sorgen um den Verlust des Arbeitsplatzes oder der Wohnung oder der plötzliche Tod eines nahen Angehörigen kann den Haarausfall in Gang bringen. Bei den Haaren, die wie kleine Pflanzen in der Kopfhaut sitzen und sehr auf die Vitalität des Organismus angewiesen sind, also einen gut gedüngten, lebendigen Boden brauchen, führen die Sorgen oder der Verlust zum Einbruch von Todeskräften in die Haut und zum – glücklicherweise oft vorübergehenden – Absterben der Haare.

4.9 Knötchenflechte

Als letztes wollen wir kurz auf die Knötchenflechte blicken, die durch eine Aussaat kleiner, derber, oft stark juckender Knötchen an den Hand- und Fußgelenken und im Kreuzbereich entsteht. Hier sind oft typische „Nervereien" des Alltags die Auslöser: Es ist nicht ein spezielles seelisches Problem, sondern die übermächtige Beanspruchung der Nerven eines Menschen zum Beispiel durch wiederholte Verzögerungen eines Hausbaus mit finanziellen Einbußen, die einen Schub der Knötchenflechte auslöst. Hat sich der Stress gegeben, heilt auch nach und nach das Hautproblem wieder ab.

So lässt sich durch das Wissen um die Beschaffenheit der Haut, in die man hineingeboren ist, die einem für ein Leben mitgegeben ist, zu neuer Selbsterkenntnis gelangen. Aus einer Selbsterkenntnis der eigenen Seele lässt sich in Zeiten der Gesundheit vorbeugend und in Zeiten der Krankheit Einseitigkeiten im Seelenleben kompensierend aus Freiheit heraus, aus dem Erkenntnisprozess heraus, tätig werden. So können wir dem eigentlichen Menschsein, dem, was das Ziel tief in der Seele eines jeden Menschen ist, näher kommen.

4.10 Kinderkrankheiten

Auch bei den Kinderkrankheiten, bei denen ja meist das Hauptsymptom der Ausschlag ist, wie zum Beispiel bei den Masern, den Röteln, den Windpocken und dem Scharlach, spielt das Verhältnis der Seele zum Körper die ursächliche Hauptrolle. Denn die Kinderkrankheiten entstehen dadurch, dass die Seele des Kindes, die ja aus der geistigen Welt, aus dem Himmel kommt, sich im Körper einrichten will. Dieser ist als irdisches Faktum weitgehend vom Erbe der Eltern und der gesamten Ahnenreihe bestimmt. Und oft passen die himmlische Seele, die Individualität des Kindes und der ererbte, irdische Leib nicht ganz zusammen, so dass umgeräumt, nachgebessert, eben sich eingerichtet werden muss. Die Triebfedern der Kinderkrankheiten liegen also auf seelisch-geistiger Ebene; über die Wärme greift sie in das Physische ein. Es entsteht Fieber, unter dessen Wirkung die Leiblichkeit umgeschmolzen wird. Was durch das Fieber weggeschafft werden soll, wird im Ausschlag über die Haut ausgeschieden. So gesehen sind Kinderkrankheiten also gar keine echten Krankheiten, sondern markieren Entwicklungsschritte des Kindes und sind Übungen des Abwehrsystems und Ausreifungsvorgänge. Oft können die Eltern nach einer durchgemachten Kinderkrankheit bei ihrem Kind einen seelischen Fortschritt beobachten: Das Kind blickt plötzlich klarer in die Welt, ist mehr es selber und ist in seinen Bewegungen geschickter und kann Neues.

Schlussbemerkung

Zum Schluss wollen wir uns die Frage stellen, wie es sein kann, dass zu einer bestimmten Hautkrankheit recht zuverlässig Menschen mit bestimmten seelischen Vorgeschichten oder einer bestimmten Persönlichkeit gehören. Das liegt daran, dass die Haut ein Organ ist, das dem Menschen sehr nahe steht: Die Haut ist in erster Linie ein Sinnesorgan, zudem das größte Sinnesorgan; sie gehört damit zum Nerven-Sinnessystem. Wie wir gesehen haben, ist dieses Ausgangspunkt der Formkräfte im Organismus; vom Nerven-Sinnessystem her formt die Seele den ganzen Körper von oben nach unten und von außen nach innen durch. Auch die Haut selbst ist sehr stark durchgeformt; ihr Aufbau ist daher sehr kompliziert und vielschichtig. In der Haut durchdringen sich also Seele und Körper besonders intensiv und

|63

HAUTKRANKHEITEN UND PERSÖNLICHKEIT

vielfältig. Dieses erklärt einerseits, dass dem Menschen seine Körperoberfläche sehr wichtig ist, andererseits, dass sich Hautkrankheiten meistens in seelischen Besonderheiten wiederspiegeln.

5. Anhang

Im Folgenden sind Fragen des Arztes an den Patienten aufgeführt, die er stellt, um den Menschen in seiner Konstitution, in seinem Zusammenspiel von Körper und Seele kennenzulernen. Diese Fragen können dem Patienten auch zur Bewusstwerdung verhelfen und seiner Selbsterkenntnis dienen.

- Haben Sie trockene Haut, fette Haut oder eine Mischhaut?

- Müssen Sie Ihre Haut nach dem Duschen oder Baden eincremen?

- Ist Ihre Haut im Winter und im Sommer verschieden?

- Schwitzen Sie viel? Haben Sie Schweißgeruch?

- Haben Sie eine sonnenempfindliche Haut?

- Fühlen Sie sich wohl in Ihrer Haut?

ANHANG

- Reagiert Ihre Haut auf Stress?

- Neigen Sie zur Nervosität?

- Reagiert Ihre Haut auf den Genuss bestimmter Nahrungsmittel?

- Haben Sie oft kalte Hände und/oder kalte Füße?

- Verträgt Ihre Haut bestimmte Körperpflegemittel nicht?

- Haben Sie eine empfindliche Haut?

- Würden Sie sich als „dickfellig" oder als „dünnhäutig" bezeichnen?

- Kennen Sie Melancholie ohne äußeren Grund?

- Hat man Sie schon einmal als starrsinnig bezeichnet?

- Kennen Sie an sich Wutausbrüche und anschließende Gewissensbisse?

FRAGEN DES ARZTES AN DEN PATIENTEN

- Kennen Sie schnelle Stimmungsschwankungen, wie „himmelhoch jauchzend, zu Tode betrübt"?

- Würden Sie eine Neigung, etwas zu tun, bei sich als Sucht bezeichnen?

- Kennen Sie an sich, dass Sie manchmal etwas tun müssen, wie unter Zwang?

- Hat man Ihre Ordnungsliebe schon einmal als übertrieben bezeichnet?

- Geht Ihnen manchmal etwas unter die Haut?

- Wenn Ihnen ein Mensch sein Herz ausgeschüttet und Ihnen seine Sorgen mitgeteilt hat, geht Ihnen das lange nach?

- Können Sie sich manchmal über etwas stark erregen?

- Können Sie Ihre Gefühle nach Außen tragen?

ANHANG

- Lassen die Mitmenschen zu, dass Sie Ihre Gefühle zeigen?

- Verlieren Sie manchmal die Übersicht über die vielfältigen Anforderungen des Alltags?

- Würden Sie sich manchmal gerne auf eine einsame Insel zurückziehen?

- Fühlen Sie sich durch die Störungen Ihrer Haut stark entstellt?

- Haben Sie das Gefühl, dass Ihre Mitmenschen Sie wegen Ihrer Hauterkrankung meiden?

- Hatten Sie schon einmal ein schockartiges Erlebnis?

- Kennen Sie Ekel?

- Haben sie häufiger Angst vor dem Verlust ihres Arbeitsplatzes, ihrer Wohnung oder eines Angehörigen durch den Tod?

Literatur

John Updike
Selbst-Bewußtsein
Rowohlt, 1990

Volker Fintelmann
Intuitive Medizin
Hippokrates Verlag, 1994

Walther Bühler
Der Leib als Instrument der Seele
Verlag Freies Geistesleben, 1962

Lüder Jachens
Hautkrankheiten ganzheitlich heilen -
Der Ratgeber aus anthroposophischer Sicht
Verlag Freies Geistesleben
2. vollständig überarbeitete und erweiterte Auflage

**Bei GESUNDHEITSPFLEGE initiativ
sind u.a. außerdem erschienen:**

Helge R. Runte
... Und an den Zähnen hängt der Mensch *(Band 1)*
Das Wesen einer ganzheitlichen Zahnheilkunde
ISBN 978-3-932161-34-6

Helge R. Runte
... Und an den Zähnen hängt der Mensch *(Band 2)*
Die Behandlung in einer ganzheitlichen Zahnheilkunde
ISBN 978-3-932161-57-5

... Und an den Zähnen hängt der Mensch *(Bd. 1 + 2)*
ISBN 978-3-932161-38-4 *(zusammen günstiger im Preis)*

Bartholomäus Maris
Die Wechseljahre der Frau
Reifung im Zeitalter der Hormonbehandlung
ISBN 978-3-932161-47-6

Joachim E. Keding
Von nun an geht's bergauf
Männer in den Wechseljahren
ISBN 978-3-932161-42-1

Michaela Glöckler/Volker Fintelmann/Jürgen Schürholz
Spiritualität & Gesundheit
Am Beispiel der Krebserkrankung
ISBN 978-3-932161-62-9

 Informationen zu den jährlich stattfindenden
deutschen Männer**Leben**®-Kongressen, sowie
ergänzende Literatur und Audio-CDs finden
Sie auf der Website: www.maennerleben.com

Karl-Heinz Friese
Tinnitus
ganzheitlich heilen
ISBN 978-3-932161-43-8

Stefan Gölz/Matthias Girke
Diabetes mellitus
Verstehen - vorbeugen - ganzheitlich behandeln
ISBN 978-3-932161-48-3

Markus Treichler
„Danke, mir geht's gut!"
Wie Männer mit Depressionen umgehen
ISBN 978-3-932161-45-2

Stefan Gölz/Matthias Girke
Diabetes mellitus
Verstehen - vorbeugen - ganzheitlich behandeln
ISBN 978-3-932161-48-3

Jürgen de Laporte (Hrsg.)
Alle Mädchen gegen Krebs impfen?
PRO & CONTRA: Vier (Frauen-) Ärzte nehmen Stellung
ISBN 978-3-932161-64-3

Rudi Ballreich/Wolfgang Held/Matthias Leschke
StressBalance
Wege zu mehr Lebensqualität
ISBN 978-3-932161-65-0

Weitere Buchtitel finden Sie im E-Shop unter
der Web-Adresse: www.gesundheitspflege.de

... mehr Kompetenz in Gesundheitsfragen

WELEDA

Im Einklang mit Mensch und Natur

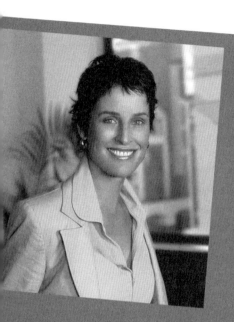

Neurodoron® – natürliche Hilfe bei Stress und Erschöpfung

DIE KOMPOSITION NATÜRLICHER SUBSTANZEN IN NEURODORON®, WIE Z. B. BERGKRISTALL UND GOLD, WIR[KT] REGENERIEREND AUF DAS NERVENSYSTEM, STÄRKT HERZ UND KREISLAUF UND HILFT BEI ERSCHÖPFUN[G].

Neurodoron®
Anwendungsgebiete gemäß der anthroposophischen Menschen- und Naturerkenntnis. Dazu gehören: Harmonisierung und Stabilisierung des Wesensgliedergefüges bei nervöser Erschöpfung und Stoffwechselschwäche, z. B. Nervosität, Angst- und Unruhezustände, depressive Verstimmung, niedriger Blutdruck, Rekonvaleszenz, Kopfschmerzen. Enthält Lactose und Weizenstärke – bitte Packungsbeilage beachten.

Zu Risiken und Nebenwirkungen lesen Sie die Packungsbeilage und fragen Sie Ihren Arzt oder Apotheker.

Weleda AG, Schwäbisch Gmünd

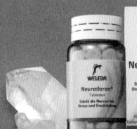